TRAITÉ

DE LA

MIGRAINE

ET DES MOYENS A LUI OPPOSER

Précédé de quelques Considérations générales

SUR L'HISTOIRE DES MALADIES DITES NERVEUSES

PAR

E. LE BIENVENU

DOCTEUR EN MÉDECINE DE LA FACULTÉ DE PARIS.

Quominus nota, eò magis exploranda sunt.
FERNEL.

SECONDE ÉDITION

PARIS

CHEZ BOHAIRE
LIBRAIRE
10, Boulevart des Italiens

CHEZ BARBA
LIBRAIRE
Au Palais-Royal

ET CHEZ L'AUTEUR, 61, RUE DE PROVENCE.

1840

TRAITÉ

DE LA MIGRAINE.

TRAITÉ

DE

LA MIGRAINE

appelée aussi

HÉMICRANIE

ET DES MOYENS A LUI OPPOSER,

PRÉCÉDÉ DE QUELQUES CONSIDÉRATIONS GÉNÉRALES
SUR L'HISTOIRE DES MALADIES DITES NERVEUSES,

PAR E. LE BIENVENU,
Docteur en médecine de la Faculté de Paris.

Quò minus nota, eò magis exploranda sunt.
FERNEL.

Seconde édition.

PARIS

CHEZ BOHAIRE
LIBRAIRE
10, Boulevart des Italiens

CHEZ BARBA
LIBRAIRE
Au Palais-Royal

ET CHEZ L'AUTEUR, 16, RUE DE PROVENCE.

1840

IMPRIMERIE ET FONDERIE DE F. LOCQUIN ET COMP.,
16, rue N.-Dame-des-Victoires.

A

M. Bérard,

PROFESSEUR DE PHYSIOLOGIE A LA FACULTÉ DE MÉDECINE DE PARIS, CHIRURGIEN DE L'HOPITAL SAINT-ANTOINE, MEMBRE DE LA LEGION-D'HONNEUR, PRÉSIDENT DES JURYS MÉDICAUX, ETC., ETC.

Permettez-moi, mon excellent maître, de vous offrir ce faible travail, en reconnaissance de vos conseils et de votre bienveillante amitié.

Veuillez le recevoir avec votre indulgence accoutumée, quelque indigne qu'il soit de vous.

E. LE BIENVENU.

AVANT-PROPOS.

L'accueil favorable donné par le public à la première édition de cette brochure, nous engage à en publier une seconde, entièrement refondue, et augmentée de quelques observations recueillies dans notre pratique particulière.

Nous avons aussi apporté quelques changements dans le titre primitif : ainsi, au mot *hémicrânie*, nous avons substitué celui de *migraine*, qui est plus généralement connu.

Il existait aussi dans la première édition, quelques formules, que nous avons cru devoir supprimer dans celle-ci, et cela dans l'intérêt des malades : quelques uns, sans vouloir prendre de conseils, ont jugé à propos de se les administrer. Il en est arrivé quelques fâcheux contretemps que notre but unique a été d'éviter pour l'avenir.

CONSIDÉRATIONS GÉNÉRALES.

Les nosologistes ont consacré les noms de névroses, de maladies nerveuses, à une classe de maladies signalées par un trouble des fonctions, sans lésion sensible dans la structure des parties et sans agent matériel qui les produise, et qu'on est conduit par le raisonnement à rapporter à quelque dérangement du système nerveux ou d'une partie de ce système.

Ces affections ont pour caractères propres d'être de longue durée, apyrétiques, intermittentes, périodiques et difficilement curables. Il n'existe pas de maladies sur lesquelles les auteurs aient été en aussi grande divergence d'opinions, et cela se conçoit facilement : dans tous les organes, après la mort, nous trouvons généralement des désordres matériels auxquels nous nous en prenons pour expliquer les symptômes morbides observés pendant la vie : pour le système nerveux, rien de semblable, et c'est par force que nous nous taisons sur la part qu'il a pu prendre à la production des symptômes et même à la production des dérangements matériels, puisque nous le voyons toujours le même dans ses apparences.

Ceci ne peut s'appliquer qu'aux maladies dites purement nerveuses, car dans une foule de maladies qui ont leur siége dans l'appareil nerveux, on trouve après la mort des désordres appréciables sous le scalpel : mais alors ces maladies ne font plus partie de la classe de celles dont nous parlons.

Par l'application des sens à l'étude des symptômes des maladies de la poitrine, par exemple, on arrive à un haut degré de précision dans le diagnostic. Pour les maladies nerveuses au contraire, nos moyens d'investigation sont insuffisants et bornés, et c'est nécessairement à la physiologie pathologique qu'il faut avoir recours pour expliquer tel ou tel phénomène.

Nous venons de voir que l'anatomie pathologique reste muette, que nos moyens d'investigations sont insuffisants; eh bien, cela n'est pas tout, de nouvelles difficultés surgissent encore.

Comment prévoir cette disposition particulière à chaque individu, disposition qu'on nomme idiosyncrasie, qui joue un rôle si important, et en vertu de laquelle une même action produit chez deux individus des phénomènes si différents?

Comment s'éclairer sur le siége et la nature d'une maladie, quand les sympathies qui existent entre nos divers organes, deviennent telles, qu'on ne sait souvent si les symptômes qu'on observe, prennent leur point de départ dans le système nerveux, ou dans un autre appareil d'organes?

En voilà assez pour donner une idée des difficultés sans nombre que présentent les maladies nerveuses, difficultés qui ne peuvent être vaincues que par un tact parfait, ce génie observateur, comme l'appelle Zimmermann, et une étude toute spéciale de la part du médecin.

Au milieu de tous ces écueils, nous allons essayer de jeter quelque jour sur l'histoire et le traitement d'une maladie qui tourmente horriblement les sujets qui en sont atteints.

Cette maladie, quoique peu grave en apparence, et généralement négligée, est d'autant plus difficile à combattre avec succès, qu'elle reconnaît, selon nous, pour points de départ plusieurs états morbides de notre économie, bien différents l'un de l'autre, et qu'il est si utile d'approfondir, sous peine de commettre des erreurs graves dans le traitement : nous voulons parler de la *migraine*, appelée aussi *hémicrânie*.

CHAPITRE PREMIER.

Des symptômes et du siége de la migraine.

La migraine, ou hémicrânie, doit être définie une douleur plus ou moins violente, occupant la moitié de la tête (1), principalement le front et le sourcil, vers l'angle externe de l'œil correspondant; quelquefois aussi elle s'étend jusqu'au fond des yeux, et jusqu'à la partie postérieure de la tête et du cou.

Les caractères de la douleur varient suivant chaque individu : le *Protée* dans ses métamorphoses, suivant l'expression de Sydenham, et le *Caméléon* sous ses différentes couleurs, n'expriment encore que faiblement leur variété et leur bizarrerie.

Ainsi, il semble à quelques uns que leur tête va se fendre, ou qu'on la frappe à coups de marteau; chez d'autres, c'est un sentiment d'engourdissement, de froid, de brûlure, de constriction;

(1) De là le nom de hémicrânie qui lui a été donné de deux mots grecs ἥμισυς et κρανιον qui signifient la *moitié du crâne*.

chez d'autres encore, ce sont des élancements, des déchirements tels, qu'ils donnent lieu à un affaissement et à un anéantissement moral et intellectuel qui met les malades dans l'impossibilité de se livrer à leurs occupations habituelles, etc.

Assez souvent le début de la migraine est brusque, mais quelquefois aussi les accès s'annoncent par des phénomènes précurseurs ; c'est ainsi qu'on voit des individus être sujets à des idées tristes, d'autres éprouver des frissons, des horripilations ; chez d'autres encore, il y a des éblouissements, des tintements d'oreilles. Tissot a cité le cas d'un individu qui devenait sourd vingt-quatre heures avant l'accès.

Étudiée sous le rapport de son intensité, la douleur offre encore des différences ; ainsi, lorsqu'elle débute brusquement, elle atteint rapidement son plus haut degré d'intensité ; si, au contraire, elle s'annonce par des phénomènes précurseurs, elle n'y arrive ordinairement que graduellement. Les nausées et les vomissements font tantôt partie du cortége des phénomènes précurseurs, tantôt ils ont lieu au milieu de l'accès : ce cas est le plus fâcheux ; car les efforts que font les malades pour vomir viennent encore ajouter à leurs tourments ; tantôt enfin, les vomissements constituent la fin de l'accès, et amènent un soulagement immédiat.

Quoi qu'il en soit, pendant l'accès, les malades ont besoin du plus grand repos; ils cherchent la solitude, et n'éprouvent un peu de soulagement que dans l'obscurité et le silence.

Ce qui distingue la migraine des autres céphalalgies, c'est qu'elle se dissipe et revient d'une manière périodique avec les mêmes symptômes.

Les accès n'ont rien de fixe quant à la durée; on en a vu durer deux heures, d'autres se prolonger pendant vingt-quatre, trente, trente-six heures et plus. Il en est de même pour leur fréquence : ainsi, Marmontel en a souffert sept années de suite pendant quinze jours chaque année, et quatre heures par jour. Junker dit qu'une femme, après son accouchement, eut pendant cinq ans toutes les heures un accès de migraine pendant un quart d'heure.

Schenk a rapporté l'observation d'un individu qui, pendant trois ans sept mois, eut un accès tous les huit jours. On a cité aussi le cas d'un individu qui, en neuf ans, avait eu seulement deux accès.

C'est le plus ordinairement du même côté que la douleur a son siége; on cite cependant le cas d'une femme chez laquelle un accès avait lieu d'un côté, et le second accès de l'autre côté; quelquefois on a vu la douleur s'étendre aux deux côtés, mais il faut reconnaître que ce sont là de rares exceptions.

La douleur, qui, chez certains malades, paraît se calmer par la pression; chez d'autres, au contraire, augmente par le plus simple attouchement du front ou des cheveux, qui blanchissent quelquefois notablement à l'endroit de la douleur après un nombre plus ou moins élevé d'accès:

De pareils faits ne démontrent-ils pas, jusqu'à l'évidence, l'existence de cette disposition inconnue, qu'on nomme idiosyncrasie, dont nous avons déjà parlé, et qu'il faut nécessairement admettre?

Il existe encore une foule d'autres symptômes qui se manifestent sur nos différents appareils d'organes, et qu'il nous serait absolument impossible d'énumérer tous ici, à cause des formes variables qu'ils affectent suivant chaque disposition individuelle.

Les personnes qui n'ont jamais souffert de la migraine ou de maladies nerveuses, pourraient peut-être trouver exagérées, ou faites à plaisir, les opinions que nous émettons; mais pour éloigner de nos lecteurs toute idée de charlatanisme de notre part, nous allons mettre sous leurs yeux les admirables descriptions de cette maladie, données par Hippocrate et Celse, ces deux grands maîtres dont les noms à jamais célèbres vont assurément nous protéger de toute leur puissance.

« L'hémicrânie, a dit Hippocrate, est un mal » violent et opiniâtre qui occupe la moitié de la » tête, et que les plus petits accidents font augmenter au point que les malades ne peuvent » supporter aucun bruit, les voix fortes, l'éclat » de la lumière et le mouvement, mais que la » crainte de l'un et de l'autre contraint de s'enfermer dans quelque chambre obscure. Entre » ces malades, les uns s'imaginent qu'on leur » frappe la tête avec un maillet, les autres qu'ils » ont la tête fendue et ouverte; d'autres qu'on » leur arrache les yeux, etc., etc. »

Plus loin il ajoute : « La douleur, comme on » voit, est loin d'être toujours la même : tantôt » elle est ou aiguë ou poignante, et tantôt lancinante : l'une se fait sentir comme une contusion, l'autre comme un poids et comme une » pression. Il y en a qui naissent de constriction, » d'autres sont inflammatoires et excessivement

» chaudes. Il y en a, au contraire, qui sont ac- » compagnées d'un sentiment de froid, et dans » lesquelles les malades se plaignent comme si on » leur avait appliqué dans cet endroit un mor- » ceau de glace. »

La description que nous a laissée Celse n'est pas moins énergique que la précédente ; il a dit :

« Le mal de tête qui constitue la migraine est si » fixe, si durable, si violent, si insupportable et si » aigu, qu'il trouble les facultés animales et ra- » tionnelles, prive le malade du sommeil, em- » pêche la digestion, donne des nausées, fait » naître le dégoût et engendre quelquefois à sa » suite les affections les plus terribles de la tête » et des nerfs, comme le vertige, l'obscurcisse- » ment de la vue, les convulsions et l'épilepsie. »

« La sympathie qu'il y a entre toutes les par- » ties nerveuses fait que tous ces symptômes sont » encore accompagnés de vomissements, de con- » stipation et de la froideur des extrémités du » corps. »

On voit déjà, par ce qui précède, que la migraine peut être accompagnée de symptômes fâcheux, qui varient selon la violence, la durée et la fréquence des accès. Nous reviendrons sur ce sujet.

Après avoir décrit les symptômes qui caractérisent la migraine, occupons-nous d'une question qui est loin d'avoir trouvé une solution satisfaisante, selon nous.

Quel est le véritable siège de cette affection?

Quelques auteurs le placent dans le cerveau lui-même, d'autres dans les membranes qui lui servent d'enveloppe, d'autres dans le péricrâne, d'autres encore dans les nerfs dont les divisions nombreuses se partagent les régions sus-orbitaire et temporale. Quelques uns prétendent que la peau et les muscles sont les parties principalement affectées. D'autres enfin, en considérant les différents degrés de la douleur, en ont fixé le siège dans quelques unes de ces parties, et quelquefois même dans toutes réunies.

Dans ces derniers temps deux observateurs l'ont placé, l'un dans l'iris, l'autre dans l'oreille interne.

Ces diverses opinions nous semblent devoir être regardées comme autant de suppositions gratuites ; car on ne cite à l'appui aucun fait positif qui puisse faire admettre l'une plutôt que l'autre ; quant à nous, nous pensons que, dans l'état actuel de la science, il est du devoir d'un médecin consciencieux et prudent de se tenir dans le doute, ou au moins de s'abstenir relativement à l'organe qui serait le siège de la douleur; agir autrement serait exposer les malades à des médications toujours douteuses, souvent inutiles et quelquefois très douloureuses; d'ailleurs, l'expérience ne nous démontre-t-elle pas tous les jours que très souvent les maladies les mieux caractérisées n'ont pas de siège particulier, ou en ont un inconnu dont la considération est tout à fait indifférente pour le traitement? C'est ainsi, par exemple, que nous ne connaissons pas le siège de la fièvre intermittente, et que nous sommes cependant certains de la guérir sous ses formes les plus terribles.

Passons maintenant aux autres points de l'histoire de cette maladie, et d'abord parlons des causes.

CHAPITRE II.

Des causes.

En parcourant avec soin les nombreuses médications employées contre cette maladie, depuis l'origine de la médecine, on voit que les Anciens, qui souvent se sont montrés si bons observateurs, ne paraissent pas avoir recherché les causes de cette affection qu'ils ont dite être presque toujours rebelle à toutes les méthodes de traitement; Buchan est non seulement le premier, mais encore le seul, que nous sachions au moins, qui ait dit : « que ce n'était qu'après s'être bien assuré de la cause qu'on pouvait combattre le mal » avec avantage. » La connaissance des causes est le point capital à approfondir; elles commencent et complètent en quelque sorte l'histoire d'une maladie, et influent puissamment sur le mode de traitement; leur étude doit captiver l'attention du médecin, et réclame de sa part une application suivie et une sagacité délicate, principalement dans les affections nerveuses.

Souvent la découverte d'une cause morale dissimulée a mis en évidence l'habileté du médecin, et lui a assuré pour toujours la confiance d'une famille entière.

Dans un grand nombre de cas il a suffi de connaître les causes d'une maladie, pour apporter immédiatement au mal le remède nécessaire ; le médecin doit donc mettre à leur recherche une minutieuse attention.

La migraine a été observée à tous les âges : on l'a rencontrée chez des enfants de sept à huit ans, et chez des vieillards de cinquante à soixante, mais, assez ordinairement, à cette époque de la vie, les accès s'affaiblissent sensiblement, quelquefois même ils disparaissent tout à coup pour ne plus revenir ; il n'en est cependant pas toujours ainsi.

C'est de vingt à quarante ans qu'elle se montre le plus communément, et quand à vingt-cinq ans on n'en a point encore été atteint, on a des chances de ne l'être jamais.

On a dit que les sexes étaient d'une grande influence, et que les femmes y étaient beaucoup plus sujettes que les hommes ; la différence des unes aux autres serait dans le rapport de neuf à un. Nous ne regardons pas ce calcul comme exact, tout en partageant l'idée première.

Les saisons, les conditions atmosphériques, ont été aussi interrogées; mais on ne possède sur ces points que des résultats négatifs ou fort peu satisfaisants.

C'est avec raison qu'on a mis au nombre des causes, le froid, l'insolation, la suppression de la transpiration, du flux menstruel, des hémorrhoïdes, de l'écoulement d'un exutoire, d'une plaie; mais ces causes contribuent à la production d'un trop grand nombre d'autres maladies pour qu'on puisse les assigner exclusivement à la migraine. On a aussi fait jouer un très grand rôle aux affections morales pénibles et sans cesse agissantes, aux travaux intellectuels trop assidus, aux excès vénériens, aux écarts dans le régime, à l'ennui, au passage subit d'une vie active à une vie sédentaire, d'un régime doux et frugal à une nourriture succulente, etc., etc.

Ces différents états sont sans aucun doute la source de modifications puissantes pour notre économie, mais on ne doit les considérer que comme des causes occasionnelles dont l'action ne fait que provoquer le développement de cette affection qui, à notre avis, est le plus souvent symptômatique.

Nous la rattachons dans l'immense majorité des cas à l'existence des conditions morbides suivantes, savoir :

1° Une pléthore sanguine ;

2° Un mauvais état des organes digestifs nommé ordinairement embarras gastrique ;

3° Une disposition particulière liée étroitement aux troubles fonctionnels du système nerveux, et que nous diviserons en trois classes : Première, *sur-excitation* ; deuxième, *sous-excitation ;* troisième, *irrégularité d'action*, ou *mobilité* de quelques auteurs.

Il sera de la dernière importance pour le traitement de reconnaître à laquelle de ces trois classes appartiendra la maladie.

Le médecin devra donc chercher à captiver toute la confiance de ses malades et à s'introduire en quelque sorte dans leur cœur, non point à cause d'une vaine curiosité, mais dans le seul but d'y étudier leurs désirs, leurs chagrins, leurs passions et leurs besoins.

La connaissance approfondie de l'état moral exerce la plus grande influence sur le choix des moyens curatifs qui doivent varier selon les circonstances.

Nous devons ajouter, pour compléter le chapitre des causes, que la migraine doit tenir le premier rang parmi les maladies qui se transmettent le plus souvent par voie d'hérédité.

CHAPITRE III.

Examen des moyens curatifs.

Les opinions que nous venons d'émettre font déjà pressentir que le traitement devra être entièrement différent, suivant que la maladie sera reconnue avoir pris naissance sous une des conditions morbides que nous venons de citer : mais, avant d'aller plus loin, nous allons passer en revue, les moyens curatifs employés de tous temps contre cette maladie : ils se divisent en moyens extérieurs et en moyens intérieurs : les premiers étaient surtout employés par les Anciens.

Nous allons trouver dans l'examen de ces moyens de traitement, si différents entre eux, la preuve la plus évidente de ce que nous avancions il n'y a qu'un instant, relativement à l'oubli des Anciens dans la recherche des causes. On trouve dans le *Journal général de médecine* des observations tirées des recueils de Schenckius, qui rapporte qu'Antonio Mariébatus, célèbre médecin de Bologne, pratiquait souvent au moyen d'un fer rouge l'ouverture de l'artère temporale.

Galien, Prosper Alpin, Ambroise Paré, ont aussi préconisé le même moyen.

Chesneau, célèbre médecin français, recommande dans ses observations la renoncule des prés en vésicatoire; il ordonne d'en broyer les feuilles et de les appliquer sur la partie affectée, au moyen d'un emplâtre fenêtré.

Il ajoute que cette plante fait à peu près le même effet que le moxa.

Graam conseille d'ouvrir un cautère sur le crâne, mais alors il prescrit de pénétrer jusqu'à l'os et de le dépouiller même de son périoste.

Albucasis, Fabrice de Hilden, Rosen, ont employé la brûlure et la cautérisation; Tissot qui employait le trèfle d'eau et la magnésie, a été jusqu'à proposer la section du nerf sus-orbitaire.

Muys et Wepfer avaient souvent recours aux vésicatoires, et Rivière nous apprend qu'il s'est servi de ce remède avec succès dans une migraine opiniâtre.

Avon, Pezold, Richa, se servaient de la saignée et Portal dit qu'on prescrivait autrefois d'ouvrir les veines temporales et frontales.

James faisait respirer une poudre modérément sternutatoire, et donnait la préférence entre les remèdes pour l'intérieur aux pilules de Starkei, et à celles de Wildegansius, mêlées avec le cinabre naturel.

Hoffmann dit avoir employé avec beaucoup de succès le sel volatil sec de sel ammoniac appliqué avec une égale quantité de fleurs de moutarde, sur la partie de la tête affectée. Il dit de raser la place, avant que de faire cette application.

Le même auteur dit aussi avoir expérimenté que quelques gouttes de sa liqueur anodyne, versées sur un morceau de sucre réduit en poudre et données fréquemment pendant l'accès, soulageaient considérablement le malade.

Forestus a remarqué une vertu céphalique dans la verveine qui est singulière et inexplicable; il dit qu'un malade qui avait été tourmenté pendant longtemps d'une migraine violente, fut guéri comme miraculeusement par un morceau de verveine broyée qu'on lui pendit au cou pendant qu'il dormait, quoiqu'on eût éprouvé sur lui, sans succès, tous les remèdes dont l'efficacité est la mieux constatée en pareil cas; l'auteur nous assure qu'il ne faut ôter la verveine que quand elle est sèche.

Dans un ouvrage fort ancien on trouve le passage suivant :

« Il est à propos, dans l'hémicrânie, de diminuer l'impulsion du sang, d'où dépend en grande » partie la violence du mal. Pour cet effet, on fera » des scarifications aux narines; ou, s'il est nécessaire de donner un secours plus prompt et » plus énergique, comme lorsque la douleur » est presque insupportable, on enfoncera subitement et avec violence une paille forte dans les » narines, jusqu'à ce qu'il s'ensuive une hémorrhagie. Cette pratique est fort usitée parmi les » médecins égyptiens. »

Galien conseillait encore le suc de lierre mêlé avec l'huile et le vinaigre, dont il faisait enduire les narines; Alexandre de Tralles employait l'ail. Avicenne faisait appliquer sur le siège du mal un topique composé d'opium, d'absinthe, de concombres sauvages et d'huile.

Un très grand nombre de praticiens ont employé les purgatifs; d'autres, parmi lesquels se trouvaient Cœlius Aurélianus, Bianchi, Van-

Swieten, ont donné la préférence aux vomitifs.

Balme, Mayer, Ranoé, ont vanté le quinquina; Krugelstein prescrivait la cascarille; Authenrieth l'écorce de citron; Lange le poivre.

On sait avec quel empressement beaucoup de personnes ont recours au tabac à priser et au café à l'eau. Les unes ont cru en éprouver quelque soulagement, les autres s'en sont trouvées plus mal.

On s'est servi aussi de l'électricité et du galvanisme.

Nous pourrions prolonger encore de beaucoup nos recherches, mais ce simple examen suffira pour démontrer que, depuis les substances les plus insignifiantes jusqu'aux médicaments les plus actifs, depuis les topiques les plus doux jusqu'aux applications les plus douloureuses, tout a été employé.

Doit-on s'étonner du peu de succès qu'obtenaient de pareils moyens thérapeutiques, quand on réfléchit qu'une migraine de cause purement nerveuse, pouvait être traitée par la cautérisation au moyen d'un fer rouge, ou par l'établissement d'un cautère sur le crâne.

Nous allons maintenant décrire les symptômes de chacune des variétés que nous avons établies, et indiquer le traitement qu'il convient de lui opposer.

C'est avec une conviction profonde et établie sur des faits, que nous assurons le succès aux personnes qui voudront s'y soumettre avec une scrupuleuse exactitude.

CHAPITRE IV.

De la migraine par pléthore.

Le symptôme le plus caractéristique de cette variété consiste dans un sentiment de plénitude, de pesanteur dans la tête, et dans le développement d'une douleur que les malades comparent à des coups de marteau.

Des étincelles, des éblouissements, des tintements d'oreille se manifestent, le visage est rouge et gonflé, les yeux sont injectés, le pouls est large, plein, développé, le sommeil est lourd et profond, et le malade voudrait sans cesse y satisfaire : à tout cela vient se joindre un sentiment de battement fort incommode dans la région des tempes.

Ici, l'emploi des émissions sanguines est parfaitement indiqué : il faut d'abord tirer du sang le plus vite possible au moyen de la lancette, soit au bras, soit au pied, soit à la jugulaire, et seconder l'effet de la saignée par des pédiluves sinapisés, des applications sur le front de compresses trempées dans de l'eau bien froide, et par la diète.

Si, malgré l'emploi de ces moyens, les accidents persistaient encore, il faudrait alors faire une application de sangsues à l'anus.

Ces moyens amènent ordinairement une prompte guérison, mais cependant si après s'y être soumis avec exactitude, il arrivait, comme nous l'avons vu quelquefois, que les symptômes persistassent toujours, il ne faudrait pas hésiter à faire sur le siège de la douleur une large application de sangsues : jamais nous n'avons vu la maladie résister à ce dernier moyen; mais on n'obtiendrait qu'un soulagement momentané, si on n'avait pas le soin de se soumettre à un régime convenable.

Ainsi, les malades se tiendront à une diète modérée, et feront usage de légumes de préférence à la viande; ils prendront en outre des boissons rafraîchissantes, telles que la limonade, l'eau de groseilles, le petit lait, etc., etc., et auront soin de se tenir le corps libre au moyen de lavements d'eau de son ou de graines de lin.

Il nous semble inutile de dire que les saignées devront toujours être proportionnées à la force des sujets.

CHAPITRE V.

De la migraine due à un embarras gastrique.

Chez les personnes sujettes à cette espèce de migraine, il y a du dégoût, la langue est blanchâtre, la bouche amère, surtout le matin, et les digestions so t lentes et laborieuses.

Le plus souvent aussi il existe une constipation opiniâtre.

La douleur est sourde et accompagnée tantôt de l'engourdissement de tout le côté correspondant de la tête, tantôt d'un fourmillement fort incommode dans toute la région temporale.

Les accès dans ce cas sont ordinairement longs et provoqués par la moindre chose. C'est ainsi qu'on les voit souvent se déclarer sous l'influence d'une faim même très légère, occasionnée par un peu de retard dans l'heure habituelle du repas.

Le traitement pendant l'accès ne peut être que palliatif, et sera le même que celui de la migraine nerveuse. Mais pour obtenir une guérison durable, il faut nécessairement, après l'accès et afin d'en prévenir le retour, agir directement sur l'appareil digestif.

Ainsi, il sera bon d'abord de donner à l'estomac une légère secousse au moyen d'un vomitif avec le tartre stibié ou l'ipécacuanha; ensuite on combattra la constipation, si elle existe, au moyen de bouillon de veau légèrement émétisé, ou bien encore par un purgatif avec l'huile de ricin, et par l'usage journalier de lavements émollients.

Ensuite on prescrira l'emploi des amers, et les malades devront s'y soumettre pendant assez longtemps pour en obtenir tout le bien qu'on doit en espérer.

Le régime alimentaire sera très léger, et choisi de préférence parmi les substances vegétales : les liqueurs alcooliques, les mets de haut goût, les salaisons, les vins forts, le café, etc., etc., devront être évités avec soin.

Les exercices modérés au grand air, tels que

la chasse, la promenade à cheval, etc. seront aussi d'un excellent effet.

On a dit que la migraine coïncidait quelquefois avec un état inflammatoire de l'estomac ou des intestins : nous n'avons jamais eu occasion de l'observer, et la douleur de tête qui existe ordinairement dans ce cas ne nous a pas paru offrir le caractère de cette douleur qui constitue l'hémicrânie.

Quoi qu'il en soit, s'il existait des symptômes non équivoques d'inflammation gastro-intestinale on les combattrait par tous les moyens indiqués contre la gastro-entérite.

CHAPITRE VI.

De la migraine existant sous la dépendance du système nerveux.

Cette variété qui est la plus douloureuse et la plus rebelle, est aussi la plus fréquente et se montre surtout chez les femmes, et chez les sujets d'une constitution délicate, et qui présentent une grande irritabilité nerveuse.

Elle offre aussi au plus haut degré le type intermittent.

Quant à la douleur, rien de plus inconstant, de plus varié, et il est absolument impossible de lui assigner un caractère propre, déterminé : ainsi chez quelques malades, elle est accompagnée tantôt d'un sentiment de brûlure profonde, tantôt au contraire d'un sentiment de froid glacial : chez d'autres, elle est déchirante, et escortée de violents mouvements convulsifs de tout le côté correspondant de la face : nous avons vu quelques malades chez lesquels elle était caractérisée par une sorte de constriction fort pénible, qui leur faisait dire que leur tête était comme serrée dans un étau.

Pendant l'accès la susceptibilité est portée à l'extrême : un rayon de lumière un peu vive, le chuchotement de plusieurs personnes réunies dans la même pièce, le mouvement d'une pendule, d'une montre, etc., etc., tout cela loin de passer inaperçu, aigrit au contraire les malades, augmente leur anxiété et les fait demander avec avidité l'obscurité et le silence.

Indications curatives.

Cette variété de la migraine est celle qui a le

plus appelé de tous temps la sollicitude des médecins ; et il faut bien le dire, leurs efforts n'ont pas toujours été suivis de succès. Aussi a-t-on proposé contre elle une foule d'agents thérapeutiques, qu'il nous serait impossible d'énumérer tous ici : nous allons nous contenter de faire connaître les plus généralement employés, et ceux dont l'efficacité incontestable nous a été démontrée par l'expérience.

Quoi qu'il en soit, tous ces moyens devront être essayés successivement en cas de non succès, car combien de fois n'avons-nous pas vu échouer chez certains malades, les mêmes moyens qui réussissaient parfaitement chez d'autres.

On emploie avec avantage des topiques calmants : tels sont ceux faits avec les feuilles de jusquiame, la pulpe de belladone, de pivoine.

Dans les cas où la douleur est d'une acuité extrême, l'hydrochlorate de morphine employé par la méthode endermique, est souvent d'un merveilleux effet.

Le musc, la valériane, le castoréum, l'assa-fœtida, ont quelquefois apporté un soulagement notable.

On a administré aussi avec succès les narcotiques par le rectum.

Enfin, tous les médicaments dits antispasmodiques peuvent être employés pour calmer l'irritation générale; mais le remède par excellence, le remède presque infaillible, c'est le quinquina ou son alcaloïde, uni à l'opium, et donné dans l'intervalle des accès, sous telle ou telle forme que le médecin jugera convenable, suivant l'âge, le sexe, et le tempérament du malade. On a des exemples d'hémicrânies, qui après avoir résisté pendant plusieurs années à tous les remèdes dirigés contre elles, ont cédé sans retour à l'emploi de ce moyen. Il n'est même pas nécessaire que l'intermittence ait une périodicité régulière, pour qu'on puisse en espérer un succès complet.

Il est indispensable de faire un usage fréquent de bains tièdes, et de lavements émollients.

Quant au régime alimentaire, il devra être doux, et la plus grande sobriété sera toujours rigoureusement observée.

Un exercice modéré, un air modérément chaud, seront du plus grand secours; mais il faudra avoir soin que les pieds soient à couvert des attaques du froid, et surtout de l'humidité.

En outre, si les moyens des malades le leur permettent, ils entreprendront des voyages : on ne saurait croire quelle est leur efficacité pour la cure des maladies du système nerveux : les idées qui ont coutume de troubler l'esprit se dissipent, et il leur en succède d'autres plus agréables, auxquelles il s'habitue insensiblement.

Quelques malades tombés dans une apathie désespérante, refusent avec opiniâtreté de se livrer au nouveau genre de vie qu'on leur conseille de suivre, ou s'ils le font, ce n'est qu'avec prévention et mauvaise grace, persuadés qu'ils sont de n'en éprouver aucun soulagement. Erreur funeste !

Nous allons à cette occasion rapporter un passage pris textuellement dans un excellent article de M. le docteur Lagasquie, lu à l'Académie, et publié dans la *Revue médicale*.

« Croit-on par exemple qu'il suffira de quel- » ques jours ou de quelques semaines pour en- » chaîner l'activité dévorante de l'ame, et pour » restituer leur force contractile aux fibres mus- » culaires qui sont tombées dans un état de lan- » gueur ou d'atrophie.

» Sur l'avis du médecin on passera quinze » jours ou un mois à la campagne ; on s'y livrera » aux délassements d'esprit, à la promenade, à » l'équitation, à la chasse, à la natation ; on en » éprouvera un mieux marqué, mais on repren- » dra bientôt la vie ordinaire, on retombera dans

» l'état antérieur, et l'on désespérera de l'hygiène » pour modifier le tempérament d'une manière » durable. Ce n'est pas cependant l'hygiène qui » a tort; elle ne manque ni de lumières ni de » puissance; seulement il ne lui est pas donné » de régénérer en quelques jours une constitu- » tion qui s'altère depuis des années. »

Soins préservatifs.

Il faudra éviter avec une attention soutenue toutes les causes accidentelles qui peuvent contribuer à donner naissance à la maladie : c'est ainsi qu'il conviendra d'abandonner les lieux froids et humides pour se retirer dans ceux où l'air est plus tempéré, etc., etc.

Les femmes, en général, dont l'organisation est toute nerveuse et qui en raison de leur sensibilité exquise, sont incessamment exposées aux affections du système nerveux, les femmes, disons-nous, ne sauraient se soustraire avec trop d'empressement à toutes les choses capables d'impressionner vivement et en particulier aux violentes passions de l'ame : elles agissent puissamment sur le système nerveux, et laissent après elles un trouble profond qui rejaillit sur tout l'organisme.

On fuira la solitude et l'on fera choix d'une société agréable parmi laquelle on puisse bannir les soucis, les chagrins et la rêverie, en se livrant à des conversations et à des lectures gaies.

Les arts, étudiés comme simple délassement, offriront une source féconde de distractions douces et qui seront certainement suivies d'un heureux résultat.

Nous recommandons surtout aux malades de ne pas s'occuper trop longtemps des mêmes choses : ils devront chercher la diversité des objets pour se récréer l'esprit et les détourner de tout ce qui pourrait être contraire à la guérison.

Ces conseils s'adressent, non seulement aux personnes qui souffrent de la migraine nerveuse, mais encore à toutes celles qui sont atteintes de maladies nerveuses différentes, car toutes ces affections ont cela de particulier qu'elles cèdent ordinairement aux mêmes moyens de traitement.

Nous allons terminer ce chapitre, en citant à l'appui de nos conseils le régime suivant : il est extrait des consultations de Jérôme Mercurial, qui l'a indiqué pour prévenir toutes les maladies qu'on appelle proprement maux de tête.

« Si un malade, dit-il, n'est point fait aux in-

» clémences de l'air, il ne doit s'y exposer que le
» moins qu'il lui est possible, se tenir dans des
» appartements bien chauds, et n'en sortir que
» bien garni. Il observera de ne se livrer au som-
» meil que modérément et de laisser toujours
» deux heures entre son repas et son repos. Il se
» couchera la tête haute, il exercera également,
» et tour à tour, son corps et son esprit, de peur
» que l'un ne languisse d'oisiveté lorsque l'autre
» sera épuisé de fatigues ; il ne se chargera point
» la tête de trop de soins, il ne s'abandonnera
» point à une étude ou à des réflexions capables
» de dissiper la chaleur naturelle de son tempé-
» rament ; il se tiendra le ventre aussi libre qu'il
» sera possible, si ce n'est pas sa coutume de l'a-
» voir tel, car rien ne tend plus directement à
» affecter la tête et à y porter le levain du ver-
» tige, qu'une constipation habituelle. Il s'inter-
» dira l'usage des vins forts et généreux et ne se
» nourrira point d'aliments épais, gras, flatulents
» et épicés.—Tout cela n'est capable que d'en-
» gendrer le mal. »

CHAPITRE VII.

Nous avons décrit avec le plus de soin possible les trois variétés de la migraine que nous avons établies, et auxquelles nous assignons des causes de nature bien différente ; nous allons maintenant rapporter, comme exemples de ces divisions, trois observations recueillies dans notre pratique particulière : elles feront le sujet de ce chapitre.

OBSERVATION I. *Migraine sanguine.*

M. D....., jeune artiste de la plus grande espérance, d'un tempérament éminemment sanguin, d'une forte constitution, était sujet depuis longtemps à des maux de tête, qui le forçaient de recourir assez souvent à la saignée. Il y a trois mois après quelques excès de table et de fatigue, il fut pris subitement et pour la première fois, d'une douleur très aiguë, occupant la moitié du front, et toute la région temporale gauche, sur laquelle il lui semblait recevoir des coups de marteau. Cette douleur dura quatre heures, et sembla céder par l'emploi de quelques applications froides.

Huit jours après la douleur reparut encore du même côté et avec la même acuité :

Cette seconde fois elle dura huit heures, et parut encore céder aux applications froides, mais le malade conserva après la fin de l'accès un sentiment de pesanteur dans toute la tête, qui lui était fort incommode : ce sentiment de pesanteur persista vingt-quatre heures, et disparut aussi.

Quelques jours s'étaient à peine écoulés, qu'un troisième accès, plus fort que les deux premiers, se manifesta, et décida le malade à réclamer immédiatement nos soins.

A notre première visite, l'accès durait encore, et les symptômes dont nous venons de parler, existaient au plus haut degré d'intensité ; la face était rouge, les yeux injectés et sortis de l'orbite, le pouls dur et plein. Deux saignées du bras de quatre palettes chacune furent pratiquées dans l'espace de douze heures : elles furent suivies chaque fois d'un soulagement immédiat.

Huit jours plus tard le malade nous fit appeler de nouveau, le sentiment de pesanteur s'était encore manifesté, et avec lui quelques douleurs vagues, qui faisaient craindre au malade l'invasion d'un nouvel accès. Une large application de sangsues à la région temporale, et des cataplasmes sinapisés aux pieds, enrayèrent complètement la maladie, qui depuis ce temps n'a plus reparu.

Il est inutile de dire que le régime formulé plus haut dans le chapitre de la migraine par cause de pléthore, a été rigoureusement observé.

Observation II. *Migraine due à un embarras gastrique.*

M. P....., âgé de vingt-huit ans, d'un tempérament bilieux, d'un caractère mélancolique, d'une vie très sédentaire, vint, dans le courant du mois de septembre de 1839, réclamer nos soins. Depuis son âge de vingt ans il est sujet à la migraine, et n'a jamais rien fait pour s'en débarrasser.

Dans le temps qui sépare les accès sa santé est du reste assez bonne, et n'a été troublée qu'une fois ou deux seulement par des indispositions très légères, qui avaient leur point de départ dans les organes digestifs.

Les accès de sa migraine qui ordinairement étaient courts, peu douloureux, et séparés par de longs intervalles, étaient devenus depuis un mois environ et sans cause à lui connue, de plus en plus longs et fréquents, au point qu'il ne pouvait plus prendre un seul instant de repos, et qu'il se voyait dans l'impossibilité absolue de se livrer à ses occupations habituelles, indispensables à la conservation de sa place.

Il n'y avait rien de régulier quant au retour des accès, qui étaient caractérisés par une douleur atroce à la région temporale gauche. Cette douleur, qui s'étendait jusque dans le fond de l'œil, était aussi accompagnée de l'engourdissement de tout le côté correspondant de la tête.

Chaque accès durait de dix à douze heures, et, à cette époque, il survenait d'abondants vomissements de matières bilieuses, qui étaient suivis d'un soulagement instantané.

Dans l'intervalle des accès, le malade éprouvait un dégoût général et était encore tourmenté par de fréquentes nausées. La langue était blanchâtre et couverte d'un enduit épais; les digestions se faisaient lentement et avec la plus grande difficulté; la bouche était amère surtout le matin; en outre, il existait une constipation des plus opiniâtres.

Nul doute pour nous que la migraine de

M. P... n'eût son point de départ dans les voies digestives.

Nous opposâmes aux nausées, et à plusieurs reprises, le tartre stibié uni à l'ipécacuanha; la constipation fut combattue avec succès par les purgatifs et principalement par l'usage journalier de lavements à la mélasse.

Après l'emploi de ces moyens, nous conseillâmes l'usage longtemps prolongé des amers, et tous les matins une promenade à pied de deux heures quelque temps qu'il fît.

Sous l'influence de ces moyens suivis avec une louable persévérance, la maladie disparut complètement; depuis elle n'a pas reparu.

Quant au régime prescrit dans le chapitre 5, il fut et est encore observé sur tous les points avec la plus scrupuleuse exactitude.

Observation III. *Migraine nerveuse.*

Madame de T..., d'une constitution délicate, d'une grande irritabilité nerveuse, fut mariée très jeune.

Pendant les deux premières années qui suivirent son mariage, sa santé ne fut troublée que par des maux de nerfs assez souvent répétés, et occasionnés, disait-elle, par la tristesse qu'elle éprouvait de ne pas avoir d'enfants.

Les bains prolongés et quelques préparations antispasmodiques avaient été les seuls moyens employés pour combattre ces accidents nerveux, assez légers d'ailleurs.

La troisième année du mariage de madame de T... fut marquée par un évènement heureux qui combla tous ses vœux : elle devint enceinte et donna heureusement le jour à une fille, objet unique de ses désirs.

Madame de T..., dont le dévouement était sans bornes, avait voulu nourrir sa fille de son propre lait, et lui avait désormais sacrifié tous ses instants.

Elle goûtait avec enivrement toutes les délicieuses jouissances qu'éprouve une mère aux premières caresses de son enfant, quand sa fille chérie lui fut enlevée en quelques heures par d'horribles convulsions.

Cette perte fut terrible pour madame de T...... La douleur qu'elle en éprouva porta de cruelles atteintes à sa santé, qui était devenue parfaite pendant le moment si court que dura son bonheur.

Elle fit une grave maladie, et à son rétablissement les accidents nerveux, auxquels elle était sujette avant sa grossesse, furent remplacés par une horrible douleur de tête.

Cette douleur, qui occupait tout le côté droit du crâne et de la face, offrit au plus haut degré, dès le principe, le type intermittent.

Le caractère de la souffrance était loin d'être toujours le même. C'est ainsi que la douleur qui quelquefois était déchirante, tantôt aussi était accompagnée d'un sentiment de constriction tel, que la malade disait sentir ses os se briser; tantôt, au contraire, elle accusait un gonflement énorme de toute la tête, accompagné d'un sentiment de pesanteur insupportable. Tantôt, enfin, les douleurs devenaient parfois si intenses que la malade en poussait des cris aigus.

Pendant tout le temps que durait l'accès, l'œil du côté affecté était le siège de douleurs profondes accompagnées d'un larmoiement considérable et de la perte totale de la vue. Les fonctions des voies digestives étaient aussi profondément altérées, et des efforts continuels pour vomir venaient encore ajouter à toutes les angoisses de la malade.

Les accès qui, dans l'origine, n'avaient lieu que tous les huit ou dix jours, et qui n'étaient que d'une heure de durée environ, devinrent de plus en plus longs, fréquents, irréguliers et douloureux, et on pourra facilement se faire une idée des souffrances de madame de T......, quand on saura qu'elle en était arrivée à ce point, d'avoir par jour quelquefois deux accès de deux ou trois heures de durée chacun.

Ce fut à cette époque de sa maladie que madame de T...... réclama nos soins. A notre première visite, nous apprîmes tout ce que nous venons de raconter.

De plus, on nous dit que madame de T...... avait été soumise à un traitement antispasmodique, et qu'elle n'en avait éprouvé aucun soulagement.

La douleur hémicrânique avait une telle violence, les troubles fonctionnels qu'elle occasionnait étaient si effrayants et pouvaient entraîner à leur suite de si graves désordres, qu'elle réclamait impérieusement les moyens les plus actifs.

La malade fut placée immédiatement dans une chambre éloignée de tout bruit et rendue inaccessible aux moindres rayons de lumière. Cela fait, et après quelques instants de repos, nous employâmes l'acétate de morphine par la méthode endermique, avec la persévérance et les minutieuses précautions auxquelles sont liés inévitablement les heureux effets de ce médicament.

En même temps nous administrâmes à l'intérieur les préparations de quinquina unies à celles d'opium, et sous l'influence de ce traitement, suivi pendant longtemps et avec une scrupuleuse exactitude, nous eûmes le bonheur de voir la maladie perdre d'abord de son intensité, de sa fréquence, et disparaître enfin entièrement.

Les douleurs physiques avaient été vaincues, mais notre tâche n'était pas entièrement terminée : le plus important était de détruire ou au moins d'éloigner la cause morale qui aurait infailliblement provoqué le retour de la maladie.

A cet effet nous conseillâmes à M. de T...... de faire entreprendre à sa femme un voyage à petites journées, pendant lequel il serait indispensable de lui faire prendre beaucoup d'exercice, persuadé que nous sommes de la vérité de cette formule : *qu'après la fatigue du corps, vient nécessairement le repos de l'ame.* Notre conseil, d'ailleurs, était d'autant plus facile à suivre, que nous entrions dans la belle saison.

Madame de T...... fit avec son mari un voyage en Suisse. Chaque jour apportait avec lui de nouvelles fatigues. Pendant tout le voyage la santé de madame de T...... fut parfaite; tous ses organes avaient acquis une activité, une force, qui jusqu'alors lui étaient inconnues; aucune idée sombre ne vint empoisonner ses distractions, et à son retour sa guérison ne laissait rien à désirer.

Au moment où nous écrivons cette observation, madame de T...... est enceinte pour la seconde fois, et livre son cœur avec abandon à de bien douces espérances. Pauvre mère!!

Nous pourrions citer encore d'autres cas de la même nature, et guéris par les mêmes moyens; mais ces trois observations nous paraissent suffisamment probantes.

CHAPITRE VIII.

Cas particuliers.—Réflexions.

Il existe quelques cas particuliers qui ne peuvent être rangés parmi les divisions que nous avons établies; ainsi nul doute que la migraine ne prenne quelquefois naissance sous l'influence d'impressions morales subites, ou ne coïncide aussi avec la suppression des règles, des hémorrhoïdes, de la transpiration, etc., etc. Mais comme nous l'avons déjà dit plus haut, ces causes concourent à la production d'un trop grand nombre de maladies pour en faire une classe à part.

Quoi qu'il en soit, si l'on a tout lieu de rattacher la migraine à l'une ou à l'autre de ces causes, les premiers soins du médecin, on peut même dire les seuls, devront tendre à faire cesser la cause morale actuellement agissante, ou à rappeler l'évacuation supprimée, par tous les moyens indiqués en pareil cas.

L'axiôme si connu : *Causâ ablatâ, tollitur effectus*, trouve ici toute sa justesse, et constitue la seule thérapeutique de la maladie.

Ainsi Linnée, qui par ses habitudes trop sédentaires avait contracté la migraine, ne s'en est débarrassé qu'en se promenant tous les jours pendant deux ou trois heures.

Le fait suivant doit également trouver place ici :

Chopin, notre célèbre pianiste polonais, annonçait dès son enfance une de ces organisations exceptionnelles dont la nature est si avare. A son âge de 14 ou 15 ans, quand il lui arrivait de céder à ses désirs, et de s'abandonner à toute sa passion pour l'étude des œuvres des grands maîtres, dont le génie agissait si puissamment sur lui, il quittait son piano, abattu, la figure pâle, les traits altérés, et atteint d'une migraine horrible qui le forçait de prendre le lit, et qui ne cédait qu'au repos absolu, et à l'abstinence complète de musique.

Nous tenons ce fait de notre savant confrère et ami le docteur S........, compatriote et camarade d'étude du grand artiste.

On dit, et on croit assez généralement, que la migraine ne laisse jamais de traces après elle, et que les malades ne gardent de leurs souffrances que le souvenir. C'est là une erreur que nous sommes loin de partager; nous allons encore citer à l'appui de notre opinion, le passage suivant, copié textuellement dans les notes du célèbre Heurnius.

« Il arrive quelquefois, dit-il, que la douleur » hémicrânique est poussée à un point si ex- » cessif, qu'elle entraîne après elle les symptômes » les plus fâcheux, comme l'insomnie conti- » nuelle, les défaillances, les fièvres, les inflam- » mations et l'aliénation d'esprit. »

« C'est alors, ajoute-t-il, qu'il faut travailler à » calmer la douleur en employant le plus promp-

» tement possible tous les remèdes convenables, » tant intérieurs qu'extérieurs. »

Ainsi donc, les douleurs qu'occasionne la migraine altèrent parfois très profondément le moral des personnes qui en sont atteintes.

Nous avons donné nos soins à des malades dont tous les instants étaient empoisonnés par la tristesse, la mélancolie et le découragement.

Nous en avons vu d'autres, chez lesquels les accès étaient si rapprochés et les douleurs tellement horribles, qu'ils nous ont avoué après leur guérison qu'il leur était arrivé de nourrir secrètement des idées de suicide.

Mais, hâtons-nous de le dire, ces cas sont fort heureusement les plus rares.

Notre goût pour tout ce qui se rattache à l'étude des maladies nerveuses, nous a poussé à faire et à publier ce faible travail qui, faute d'autre mérite, a au moins celui d'être consciencieux.

S'il peut rendre quelques services, nous nous trouverons amplement dédommagé de notre peine.

FIN.

TABLE DÉS MATIÈRES.

www.ingramcontent.com/pod-product-compliance
Lightning Source LLC
LaVergne TN
LVHW012002160826
845678LV00002B/672

* 9 7 8 2 3 2 9 6 7 6 1 7 3 *